QUELQUES LIGNES

SUR

L'HOMŒOPATHIE

PAR

V' FRICHET

MÉDECIN.

CLERMONT-FERRAND

IMPRIMERIE CENTRALE, MALLEVAL

8, Avenue Centrale, 8

—

1877

QUELQUES LIGNES

SUR

L'HOMŒOPATHIE

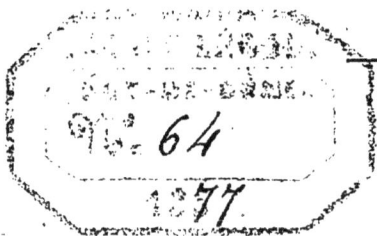

> Quand il s'agit de l'art sau-
> veur de la vie, négliger d'ap-
> prendre est un crime.
>
> (HANNEMANN).

Qui ne comprend la douleur d'un père
voyant son fils ravi à sa tendresse dans la
fleur du jeune âge, par une affection quelconque survenue brusquement? Quel médecin resterait sans émotion devant le tout
petit enfant, réclamant la vie à grands cris,
et que toute sa science ne peut sauver?

Je l'affirme, il n'y en a pas. Eh bien, un
homme à la fois père et médecin, veillait au
chevet de son propre fils; cet homme était
un savant; il avait épuisé toutes les ressour-
ces de son art, et cependant, il voyait la
mort se glisser à pas lents vers son foyer,

1

pour lui ravir victorieuse un bien qu'il ado-
rait!.... Une seule ressource lui restait :
la prière, et c'est alors qu'Hannemann
s'écria avec ferveur : « Non , il y a un
« Dieu qui est la bonté, la sagesse même :
« il doit y avoir aussi un moyen, créé par
« lui, de guérir les maladies avec certitude.»

Cet élan d'une âme droite, sincère, dé-
vouée, lui fut comme une révélation : les
pensées du docteur se fixèrent désormais sur
ce but unique, et il y travaillera tout le
reste de son existence.

Voici, avoue lui-même le fondateur de la
nouvelle doctrine, de quelle façon je m'en-
gageai dans cette voie : « Tu dois, pensais-
« je, observer la manière dont les médica-
« ments agissent sur le corps de l'homme
« lorsqu'il se trouve dans l'assiette tran-
« quille de la santé ; les changements
« qu'ils déterminent n'ont pas lieu en
« vain, et doivent certainement signifier
« quelque chose ; car sans cela pourquoi
« s'opéreraient-ils ? Peut-être est-ce là la
« seule langue, dans laquelle ils puissent
« exprimer à l'observateur le but de leur
« existence ? »

Les preuves arrivèrent bientôt à l'appui de la théorie. Frappé de la discordance de différents auteurs sur le quinquina, Hannemann résolut de mettre en pratique ses idées ; il essaya sur lui-même cet agent et fut atteint, après en avoir pris de fortes doses, d'une fièvre intermittente analogue à celle que guérit présisément le quinquina. Il n'expérimenta pas seul, il fit encore expérimenter des personnes dévouées : partout même réponse. Il continua alors ses recherches sur le mercure, la belladone, la digitale, la coque du Levant ; là encore même résultat.

Qui, à sa place, eût douté ? Au lieu du tâtonnement, du hasard, une thérapeutique solidement basée sur l'expérience, un chemin tout tracé à la science ; plus d'hésitation ni de recherches dangereuses ; je le répète, qui eût hésité ?

Hannemann continua donc avec énergie ses recherches fructueuses, et malgré la misère et la discorde qui vinrent hanter son propre foyer ; malgré la haine de la populace qui, semblable à une horde poussée par l'enfer, met souvent les grands hommes à l'épreuve, il acheva sa tâche : voilà en quelques mots très-succincts l'origine toute simple, toute rationnelle de l'homœopathie.

Dire que la découverte de Hannemann, semblable en ceci à toutes les autres grandes découvertes, a été en butte à maintes attaques, cela est assez naturel : de toutes façons la nouvelle école a été poursuivie. Examinons, du reste, avant de dire ce qu'elle est, les objections auxquelles l'homœopathie est en butte.

1° L'Académie a-repoussé l'homœopathie.

Quant à l'Académie , pour prouver qu'elle n'est pas infaillible , je n'ai qu'à citer quelques noms et quelques faits.... Harvey n'était-il pas un illuminé, Copernic et Galilée des absurdes, Fulton un intrigant, Salomon de Caus et Denys Papin des fous, le marquis de Jouffroy un imposteur, etc., etc. ? La vaccine, le quinquina, les aérolithes, la télégraphie, des choses impossibles, etc. ?

2° Les doses infinitésimales ne peuvent avoir aucune action.

Encore quelques mots : que pèse le fluide

d'un magnétiseur ? la puissance d'un électro-aimant ? l'éclair ? l'attraction qui fait rouler les mondes ? les miasmes épidémiques ? Que pèse le poison porté par une lettre venant d'une contrée où sévit la peste et qui peut cependant ravager tout un pays ?

3° Que nos médicaments sont des poisons.

Ce sont pour les trois quarts, les mêmes que ceux de l'allopathie à dose beaucoup plus faible.

4° Que nos guérisons sont dues au régime, à la nature, à l'influence de l'imagination.

Je puis affirmer que nombre de braves campagnards qui arrivent dans mon cabinet, sont loin d'être de sensibles imaginations ; quant au régime, leur sobriété me défend de leur en imposer un quelconque ; et puis, la plupart de nos guérisons ne nous arrivent-elles pas des abandonnés de l'ancienne médecine ?

Voilà quelques-unes des objections un peu sérieuses. Quant à la raillerie vulgaire, je crois inutile de répondre à des ignorants ou à ceux qui, même dans le bien, négligent de vouloir s'instruire.

L'homœopathie n'est pas de nos jours, elle est de toute antiquité. Hippocrate, Paracelse, Stahl, Fernel, Hunter, Sydenham, Heister, Bell, Anderson, Cayol, Portal en font foi dans des faits que je pourrais citer : la vérité, du reste, a toujours existé. Heureux quand un génie reçoit de Dieu l'inspiration qui doit nous en rendre maître ! Et c'est à Hannemann que nous devons la seule manière vraie de traiter les maladies ; c'est à lui que nous devons l'expérience pure, l'unité du médicament, et les doses auxquelles il doit être administré. M'étendre sur toutes les preuves de ces vérités, ne m'appartient pas ; de plus savants et de plus dignes l'ont déjà fait avec assez d'avantage, pour que je m'abstienne d'être l'écho de la voie des maîtres ; je me contenterai seulement de mettre sous les yeux du public les progrès de la nouvelle école. La façon dont la doctrine Hannemannienne remue le monde suffit déjà à en prouver l'immortalité.

On compte à Paris 70 médecins homœopathes, dont plusieurs ont été internes et lauréats des hôpitaux, et 230 en province. Il existe aussi 14 pharmacies spéciales : 8 à Paris et 6 dans les départements ; 3 Hôpitaux spéciaux : 2 à Paris, l'hôpital Hannemann, rue Langier, 26, et l'hôpital Saint-Jacques, rue Saint-Jacques, 282 ; 1 à Lyon, l'hôpital Saint-Luc, fondé en 1875.

Il y a encore à Paris 5 dispensaires.

Le tout depuis 47 ans, époque à laquelle le comte Des Guidi vint importer en France la doctrine hannemanienne.

On compte aussi :

Dans l'Amérique du nord, 8,000 médecins, 16 pharmacies, 4 hôpitaux, 12 dispensaires ;

Dans l'Amérique du sud, 250 médecins, 8 pharmacies, 2 hôpitaux, 25 dispensaires ;

En Allemagne, 600 médecins, 15 pharmacies, 8 hôpitaux, 10 dispensaires ;

En Angleterre, 500 médecins, 16 pharmacies, 5 hôpitaux, 45 dispensaires ;

En Belgique, 150 médecins, 1 pharmacie spéciale, 3 mixtes, 8 dispensaires ;

En Espagne, 300 médecins, 4 pharmacies
mixtes, 1 hôpital, 3 dispensaires ;

En Italie, 250 médecins, 4 pharmacies spéciales, 6 mixtes, 5 dispensaires ;

En Portugal, 110 médecins, 5 pharmacies,
6 dispensaires ;

En Russie, 105 médecins, 4 pharmacies
spéciales, 6 mixtes, 1 hôpital.

Il n'y a cependant pas un siècle que
l'homœopathie a été découverte.

Pourquoi ce progrès rapide, incessant,
magnifique, pourquoi ? Parce que ceux qui
ont le courage de leur opinion savent qu'ils
sont dans le vrai : la pratique de tous les
jours le leur prouve suffisamment. Ils n'ont
pas *craint* de braver l'opinion universitaire ;
ils n'ont pas *craint* de recommencer de nou-
velles études ; ils ont conscience de leur
titre de médecin ; et là, où l'homme coura-
geux sait qu'il fait le bien, là il marchera
sans cesse.

Pourquoi, du reste, juger une cause sans
l'avoir entendue ? Pourquoi, dans la pléiade
des cas où vous vous reconnaissez vaincus
n'essaieriez-vous pas de la subtile puissance
des infiniment petits ? Ne serait-ce pas le

devoir de l'homme qui dit se sacrifier pour l'humanité ? Eh bien, non, malgré le résultat, malgré l'évidence, la science se voile et ne veut point voir ; elle ne peut pas expliquer du doigt.

Expliquera-t-elle Dieu ?

Cependant, que de faits ! Ainsi, on écrivait dans un journal en 1866 : «.... Aujourd'hui, en dépit de toutes les oppositions, nous donnons à nos lecteurs, pour les éclairer, des chiffres :

« D'après les expériences faites à Londres, à Munich et à Paris, la médecine ordinaire ou allopathique perd en moyenne trente pneumoniques sur cent, l'homœopathie n'en perd que cinq. De 1831 à 1835, l'allopathie a perdu en Russie, en France, en Prusse, en Pologne, en Autriche, en Moravie 462,581 malades du choléra, sur un total de 901,413, c'est-à-dire cinquante-et-un sur cent. L'homœopathie sur 16,436 cholériques confiés à sa médication, n'en a perdu que 1,448, c'est-à-dire huit sur cent. La différence est énorme !

« Dans l'hôpital Sainte-Marguerite, à Paris, les deux doctrines sont en présence ;

les termes de comparaison sont encore plus faciles. Or, pendant les années 1849, 1850, 1851, sur mille malades l'allopathie en a perdu cent treize ; l'homœopathie, quatre-vingt-cinq seulement.

« A Marseille, il y a un hôpital homœopathique, celui de Notre-Dame de Refuge ; il a quinze ans d'existence. Pendant les huit premières années, le service médical de ce grand abri des misères humaines a été confié à l'allopathie, et ces huit années ont donné une mortalité moyenne de six sur cent. Depuis sept ans ce service est confié à l'homœopathie uniquement, et la mortalité n'a été que de deux sur cent. En d'autres termes, depuis que l'homœopathie a prévalu, la mortalité dans cette maison a diminué dans la proportion d'environ les deux tiers : l'homœopathie n'a que sept décès là où l'allopathie en eût compté dix-neuf. »

...... Dans le même journal : «........ Tout cela est fort grave. Echo désintéressé de ces opinions et de ces faits, ils m'ont paru utiles à faire connaître, et je termine en affirmant que, sous mes yeux, récemment encore, l'homœopathie a accompli des miracles.

« Signé : V. POSTEL. »

Et que d'autres assertions je pourrais encore vous citer et sans remonter aussi loin ; mais le cadre restreint que je me suis tracé m'oblige à être bref. Je me contenterai de vous dire pourquoi je suis moi-même homœopathe.

Il y a, hélas ! peu de temps encore, vivait dans une ville voisine un homme désintéressé et connu de tous par sa charité et ses vastes connaissances ; cet homme avait, lui aussi, vu le trépas moissonner l'ange de son foyer, sans que les princes de la science eussent pu le lui conserver. Lui aussi comprit qu'il devait exister une autre manière de traiter, et ce fut alors dans ses longues veillées solitaires, qu'il se mit à étudier l'homœopathie que sa raison lui avait fait comprendre être la science la plus exacte et la plus digne. Certainement, il ne fut jamais un grand anatomiste, ni un grand physiologiste : pathologiste ordinaire, il connaissait à fond sa matière médicale hannemanienne, et cela suffit pour lui permettre de rendre de grands services. Oh! que de fois j'ai vu sortir du foyer paternel des désespérés de l'allopathie que les infiniment petits avaient rendus à leur famille!! Je suivais en même temps les hôpitaux: d'un côté tout était hasardé; de l'autre, il y avait science exacte et guérison. J'ai dû suivre la voix de ma conscience.

V^r FRICHET,

médecin consultant à Clermont-Ferrand,

17, rue des Jacobins.

Clermont, imp. Centrale (MALLEVAL), avenue Centrale, 8.